COMPTE-RENDU STATISTIQUE

DES

MALADIES DES YEUX

Traitées ou opérées pendant le 1er trimestre 1855

AU DISPENSAIRE OCULAIRE

FONDÉ A BORDEAUX

Par M. F. DUBOIS, Médecin Oculiste,

ANCIEN CHEF DE CLINIQUE OCULAIRE DE M. LE PROFESSEUR SICHEL, A PARIS ;
MEMBRE CORRESPONDANT DE LA SOCIÉTÉ MÉDICALE DE POITIERS
ET DE LA SOCIÉTÉ PRATIQUE D'ÉMULATION DE MONTPELLIER,
MÉDECIN OCULISTE DES THÉATRES DE BORDEAUX.

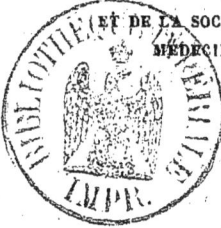

> Un homme doit toujours travailler pour
> la science ; quant à la récompense, par
> une voie ou par une autre, elle arrive
> toujours quant on y pense le moins.
> *Lettre du professeur Scarpa au pro-
> fesseur Rusconi* (Recherches sur l'opé-
> ration de la cataracte,)

> LA SPECIALITÉ C'EST L'ART !
> *(Prof.* DELPECH, *de Montpellier.)*

Je me fais un devoir de présenter à mes confrères, ainsi qu'aux personnes qui ont bien voulu m'adresser de pauvres gens atteints de maladie des yeux, un résumé succinct des consultations données et des opérations de cataracte ou autres pratiquées dans le Dispensaire que j'ai fondé à Bordeaux , 60 , *rue Sainte-Catherine*, et où je reçois les indigents *les mardis , jeudis et samedis, de dix heures à midi.*

Les résultats obtenus ont de beaucoup dépassé, je l'avoue , les espérances que j'avais pu concevoir, et l'on verra , par le nombre et la nature des maladies déjà traitées dans cet établissement, encore à peine connu du public, les services qu'il est appelé à rendre aux classes ouvrières , si malheureusement et si fréquemment frappées dans un des organes les plus précieux de l'économie.

La statistique que je donne est extraite d'un registre matricule annuel où sont minutieusement consignés les noms , l'âge, la profession et le lieu de domicile des malades , ainsi que le diagnostic, les particularités du traitement et les observations relatives aux affections oculaires dont ils ont été atteints.

Ces renseignements, auxquels j'attache la plus grande importance, me permettront plus tard de publier un travail complet et raisonné sur les maladies des yeux qu'on observe soit dans la Gironde, soit dans les départements limitrophes.

Depuis le 1er janvier jusqu'au 31 mars 1855, et en dehors de ma clientèle particulière, 172 malades ont été inscrits sur le registre matricule; ils se répartissent par âge et par sexe de la manière suivante :

De 1 an à 10....................	9 hommes	15 femmes	
De 11 — à 20..................	15	—	19	—
De 21 — à 30..................	9	—	17	—
De 31 — à 40..................	19	—	15	—
De 41 — à 50...................	8	—	11	—
De 51 — à 60...................	6	—	9	—
De 61 — à 70..................	6	—	5	—
De 71 — à 80..................	5	—	2	—
De 81 ans et au-delà........	1	—	1	—

78 hommes   94 femmes.

On voit par ce tableau que le sexe féminin a fourni un sixième de plus de malades que le sexe masculin, et que les affections oculaires ont été les plus nombreuses chez les individus de un à quarante ans, sans distinction de sexe.

Voici comment se subdivisent, par profession, ces 172 malades :

Hommes.

Bouchers,	1	Mouleurs,	1.
Carriers,	1.	Marchands forains,	1.
Charpentiers,	2.	Pharmaciens,	1.
Charretiers.	1.	Postillons,	1.
Cordonniers.	2.	Portefaix,	2.
Commis,	4.	Potiers,	1.
Cultivateurs,	8.	Plâtriers,	1.
Domestiques,	2.	Pêcheurs,	1.
Faïenciers,	1.	Religieux,	2.
Gendarmes,	1.	Sabotiers,	1.
Ingénieurs,	1.	Serruriers,	1.
Matelassiers,	1.	Scieurs de long,	2.
Mécaniciens,	2.	Tanneurs,	1.
Menuisiers,	1.	Tonneliers,	5.
Militaires,	1.	Vignerons,	3.
Meuniers,	1.	Enfants ou sans profession,	15.
Messagers,	1.		

Femmes.

Aubergistes,	2.	Cartonnières,	2.
Blanchisseuses,	2.	Danseuses,	1.
Bordeuses,	1.	Dentellières,	1.
Brodeuses,	1.	Domestiques,	9.
Bouchères,	1.	Journalières,	5.
Chemisières,	1.	Lingères,	3.
Couturières,	14.	Lisseuses,	1.
Concierges,	2.	Ménagères,	4.
Culottières,	1.	Piqueuses sur vernis,	1.
Chapelières,	1.	Enfants ou sans profession.	15.
Corsetières,	1.		

D'après ce tableau ce sont, chez les hommes, les commis, les tonneliers, les vignerons, les cultivateurs; et chez les femmes, les journalières, les domestiques et les couturières, qui fournissent le plus grand nombre de malades.

Quant aux affections oculaires nombreuses et variées qu'ils ont présentées, et *dont plusieurs existaient souvent à la fois chez le même individu*, je les classe ici d'après leur ordre anatomique et physiologique :

Maladies des Paupières.

Alopécie ciliaire,	2.	Epicanthus interne,	2.
Blépharite ciliaire,	7.	Ectropion,	3.
Blépharophthamie,	5.	Kyste,	1.
Chalazion,	4.	Lésion traumatique de la paupière	
Carcinome,	2.	supérieure,	1.
Éruption syphilitique (syphilides		Trichiasis,	1.
pustuleuses),	1.	Névralgie palpébrale,	1.

Maladies des Voies lacrymales.

Epiphora,	3.	Tumeur lacrymale,	5.
Obstruction du sac lacrymal,	2.		

Maladies de la Conjonctive.

Conjonctivite simple,	12.	Ophthalmie blénnorrhagique,	2.
Conjonctivite granulaire,	10.	Ophthalmie traumatique,	5.
Dégénérescence de la conjonctive oculo-palpébrale,	1.	Ophthalmie syphilitique,	1.
		Ophthalmie catarrhale,	4.
Dégénérescence de la conjonctive cornéale,	2.	Pannus,	3.
		Ptérygion,	5.
Ophthalmie scrofuleuse ou lymphatique, avec ou sans pustules,	26.	Pinguécula,	1.
		Xérophthalmie,	1.

Maladies de la Cornée.

Kératite primitive,	16.	Leucôme,	9.
Kératite pointillée,	1.	Taies et cicatrices,	9.
Kératite avec ulcération,	10.	Épanchements interlamellaires,	12.
Id. en facettes, en coup d'ongle,	3.	Gérontoxon,	1.
Kérato-iritis,	2.	Staphylôme cornéen,	4.
Kératite traumatique,	2.	Corps étrangers,	9.

Maladies de la Selérotique.

Nœvus maternus,	1.

Maladies de la Chambre antérieure.

Hypopion,	2.	Hernie de la membrane de Descemet,	3.

Maladies de l'Iris.

Iritis,	2.	Oscillation de l'iris,	2.
Iritis chronique,	1.	Myosis,	1.
Iritis syphilitique,	1.	Condylome syphilitique,	1.
Synéchie,	7.	Opération de pupille artificielle,	2.
Atrésie pupillaire,	2.	Déformation de la pupille,	3.
Coloboma supérieur,	1.		

Maladies du Cristallin.

Cataracte congéniale,	5.	Cataracte corticale crayeuse,	1.
Cataracte lenticulaire, molle ou demi-molle,	21.	Cataracte glaucomateuse,	1.
Cataracte demi-dure- ou dure,	20.	Cataracte secondaire (fausse membraneuse),	10.
Cataracte verte,	1.		

Maladies du Corps vitré.

Synchysis, 5.

Maladies de la Choroïde.

Désorganisation de la choroïde et des membranes internes,	3.	Staphylome.	1.

Maladies de la Rétine.

Myiodopsie,	5.	Amaurose,	8.
Hémiopie,	1.	Amaurose traumatique,	5.
Kopiopie,	1.	Amaurose glaucomateuse,	2.
Amblyopie,	10.	Amaurose congestive,	3.
Amblyopie presbytique,	4.	Amaurose syphilitique,	1.

Maladies du Globe oculaire.

Névrose,	1.	Fonte purulente,	1.
Glaucome,	2.	Lésion traumatique..	5.
Atrophie,	5.		

Vices fonctionnels de la vision.

Strabisme convergent,	2.	Myopie,	1.
Strabisme divergent,	1.	Diplopie,	2.

Parmi toutes ces maladies, quelques-unes présentent des particularités très-remarquables. Je ne ferai que les signaler ici sommairement, me réservant de publier plus tard leur observation tout au complet.

1º Épicanthus interne double, avec deux tumeurs lacrymales (nº 36). (*)

2º Coloboma supérieur de l'iris, avec cataracte congéniale (nº 74), cas fort rare, dont j'ai pris le dessin avec grand soin.

3º Nœvus maternus de la sclérotique entourant toute la cornée, excepté dans sa partie interne inférieure (nº 83).

4º Condylome iridien syphilitique externe (nº 110), abcès que je n'avais encore vu que siégeant sur le petit cercle de l'iris. Cette malade, que j'ai fait voir à M. le docteur Dupuis, avait le corps littéralement couvert de syphilides papuleuses (syphilide confluente. — BIETT et CAZENAVE).

Un traitement énergique et l'usage interne et externe du deuto-chlorure de mercure, ont-amené, non-seulement la guérison de l'iritis spéciale, mais de l'affection cutanée elle-même.

5º Cataractes congéniales pyramidales latérales externes (nº 27). Chez ce petit malade, âgé de deux ans à peine, ces deux cataractes offrent la singularité d'être placées latéralement et en divergence, position que je n'ai vu rapportée par aucun auteur.

(*) Ces chiffres correspondent aux numéros sous lesquels sont inscrits les malades dans le registre du Dispensaire.

OPÉRATIONS.

La mauvaise saison et les pluies continuelles des trois premiers mois de eette année, m'ont forcé de restreindre beaucoup mes opérations; voici celles qui, cependant, ont été pratiquées :

1° *Ptérygion* (ou *Dragon*). — Cette maladiè est très-fréquente dans les pays sablonneux, et j'ai pu l'observer à Landiras, dans les Landes, à l'état endémique et presque héréditaire. — M. Champ..., gendarme de la marine, a été opéré des deux yeux, sans qu'aucun accident ne soit venu depuis contrarier le succès.

2° *Carcinome de la paupière inférieure.* — M. Rabeau (n° 6). — Cette tumeur, placée près de l'angle interne de l'œil droit, a été enlevée au moment où elle tendait à envahir l'encanthis. La pièce pathologique, examinée au microscope par un savant et habile micrographe, M. le docteur Reimonencq, ne se composerait que d'un tissu fibro-plastique globulaire.

La cicatrisation fut parfaite; mais, après quinze jours, il survint une nouvelle induration dans le tissu de nouvelle formation, présentant tout le caractère de la première affection.

Cette prompte reproduction de la tumeur fortifie mon opinion sur sa nature cancéreuse, opinion que partage d'ailleurs M. le docteur Moussous, et qu'une nouvelle opération, sans doute un jour nécessaire, viendra justifier.

3° *Corps étrangers.* — J'ai eu à extraire neuf corps étrangers implantés dans la cornée; c'étaient tantôt des parcelles de fer froid ou en ignition, des copeaux d'acier, des coques de graine, des fragments de charbon de terre, etc. Deux seulement ont présenté une certaine gravité.

Le premier était une épine d'ajonc ou landier (*ulex europœus*), longue d'un demi-centimètre, et transversalement implantée, depuis trois semaines environ, dans la cornée de l'œil droit (n° 65). Le malade a guéri parfaitement.

Le deuxième cas mérite d'être rapporté avec quelques détails. M. Contrasty (n° 135), oiseleur, reçoit dans l'œil droit, au moment où son fusil éclate, une petite parcelle de fer. Ce corps étranger, après avoir traversé la cornée, pénètre dans la chambre antérieure, et va s'appliquer sur la face antérieure de l'iris, près de son grand cercle, où il demeure fixé. Un très-habile chirurgien de Bordeaux, consulté il y a six mois et demi par le malade, qui souffrait des douleurs fort vives, déclare qu'il convient de ne rien faire, et que le repos et le temps suffiront à cet accident. Cependant des ophthalmies intenses se succèdent à de courts intervalles, et menaçant d'abolir la vision, le malade vient chez moi, le 7 mars. Je reconnais que l'extraction immédiate de ce morceau de fer est nécessaire; à l'aide du couteau lancéolaire de Jœger, je ponctionne la cornée, en ayant soin de diriger la ponction juste auprès du corps étranger, que je saisis et extrais aussitôt, à l'aide d'une pince à iridectomie. Il ne survient aucune inflammation; six jours après, la cicatrisation est faite et l'œil parfaitement guéri. Cet homme m'avait été adressé par M. de Gernon, maire de Bonnétan, arrondissement de Créon.

4° *Pupilles artificielles.* — Deux opérations de pupilles artificielles (par iridectomie et irido-dialyse) ont été pratiquées, sur la demande expresse des malades; toutes deux dans des conditions défavorables et ne permettant guère d'espérer le succès. Chez l'un (n° 46), les deux cornées étaient entièrement opaques (leucôme complet); chez l'autre (n° 82), la cornée et l'iris de l'œil droit étaient sains, mais il n'existait aucune perception de la lumière. Il y avait amaurose complète, et la pupille artificielle, quoique fort bien établie, ne donna aucun résultat visuel.

5° *Cataracte.* — Quatorze cataractes ont été opérées pendant le premier trimestre. Sur ce nombre, sept hommes et un garçon de douze ans, cinq femmes et une petite fille de cinq ans.

Ces cataractes se divisent comme il suit, d'après leur nature :

Cataracte congéniale (ou de naissance), 3.
Cataracte lenticulaire, molle ou demi-molle, 5.
Cataracte capsulaire secondaire, 3.
Cataracte fausse membraneuse traumatique, 3.

Parmi les cataractes de naissance, l'une datait de TRENTE-QUATRE ans (no 19), l'autre de *douze ans* (no 166). Cette première opération est une DES PLUS CURIEUSE de la science !

Voici, d'ailleurs, les noms, l'âge, la profession des opérés, ainsi que le siége de la cataracte, sa consistance et le résultat de l'opération.

No 1. M. Soulier, 29 ans, menuisier, rue Portail Sainte-Croix, 10. — Cataracte capsulaire secondaire de l'œil droit, suite de broiement fait par M. le professeur Sichel, à Paris. Cette opération amène peu d'inflammation. Succès complet (M. le docteur Faure présent).

No 2. M. Gounin, messager, âgé de 60 ans, demeurant à Blaye. — Cataracte lenticulaire demi-molle. Broiement. Succès complet, immédiat. Chose remarquable, le malade a quitté Bordeaux huit jours après. Deux mois plus tard, la vision est toujours bonne (M. le docteur Faure présent).

No 3. Mme Barbelaine, 61 ans, lisseuse. — Cataracte lenticulaire demi-dure; abaissement; pas d'inflammation; mais la malade ne recouvre pas la vue. Il y avait amaurose, et l'opération n'a été faite qu'à la sollicitation de la malade. Insuccès prévu (M. le docteur Faure présent).

No 4. M. Miran, 56 ans, faïencier, 110, Croix-de-Seguey. — Cataracte lenticulaire demi-molle. Abaissement et broiement. Succès complet, malgré les conditions désavantageuses. Ce malade est affecté d'un asthme qui ne lui a pas permis de se coucher depuis dix-neuf ans (MM. les docteurs Faure et Lombrière présents).

No 5. Mlle Lansaque, âgée de 34 ans, demeurant à Bayon, près Gauriac, presque entièrement aveugle de naissance, puisqu'elle ne peut se conduire seule. — Cataracte congéniale centrale (pyramidale), opérée de l'œil droit. Succès fort beau (MM. les docteurs de Grateloup, Faure, M. Ferrier, mon aide, et M. le comte de Chastegnier, présents).

No 6. M. Aucante, 67 ans, ancien militaire, demeurant à la commune de la Vache. — Cataracte lenticulaire demi-dure. L'opération réussit bien, mais il se développe une inflammation très-vive que la distance ne me permet pas de surveiller; il survient des désordres internes assez graves. Le malade n'y voit qu'à se conduire (M. le docteur Faure et M. Ferrier, mon aide, présents).

No 7. M. Claverie, 45 ans, charretier, 56, rue Mondenard. — Cataracte capsulaire secondaire. Une première opération, pratiquée par un médecin du Bouscat, n'a pas réussi; je réopère le malade, sur ses instances, sans grand espoir il est vrai, l'œil étant devenu amaurotique. Insuccès prévu (M. Ferrier présent).

No 8 Mlle Hama, 5 ans, 90, rue Croix-de-Seguey. — Cataracte capsulaire traumatique de l'œil droit. Après l'opération, la vision de cet œil est faible, comme après presque toutes les lésions traumatques, mais l'organe a repris sa régalarité normale, seul but que la famille et moi voulions atteindre (M. Ferrier m'assistant).

No 9. Mlle Julliat, 20 ans, 4, Petit chemin d'Eyzines. — Cataracte capsulaire fausse membraneuse adhérente, suite de violente ophthalmie interne. Je déchire la fausse membrane et broie le cristallin; des portions du cristallin restent dans la pupille. Cette malade doit être réopérée, comme le plus souvent cela a lieu, du reste, dans les cataractes demi-molles (MM. Ferrier et Lechêne assistant).

N° 10. Mme Portefaix, âgée de 52 ans, domestique. — Cataracte lenticulaire demi-molle. Abaissement. La malade y voit fort bien immédiatement; mais, après quinze jours, et sans cause appréciable, une inflammation survient, conjointement avec une blépharite intense ; la vision s'affaiblit quoique la pupille reste nette (M. de Saint-Amand assistant).

N° 11. M. Bertet, 38 ans, ajusteur mécanicien, 31, rue de Gourgues. — Cataracte capsulo-lenticulaire secondaire traumatique (un morceau de fer a violemment frappé l'œil gauche). La fausse membrane est détruite et le cristallin broyé. Peu d'inflammation. Vision bonne (M. le docteur De Grateloup, MM. Ferrier et Rogron, élèves, assistant).

N° 12 Demoiselle Freyrit, 21 ans, 32, rue des Herbes, couturière. — Cataracte lenticulaire molle de l'œil droit. Le cristallin est broyé, des fragments tombent dans la chambre antérieure où ils sont resorbés. La malade y voit très-bien (M. le docteur de Grateloup, MM. Ferrier, Dézarnaud, élèves des hôpitaux, assistant).

N° 13. M. Bibonne, 52 ans, employé aux vivres de la Marine, rue Lana, 14, à Bacalan. — Cataracte secondaire fausse membraneuse de l'œil droit, par suite d'une opération pratiquée par un oculiste ambulant. La pupille est obstruée par une fausse membrane adhérente (synéchie). Je détruis et déchire ces adhérences. Le malade y voit parfaitement bien ; pas d'inflammation ; succès complet (M. Ferrier, présent).

N° 14. Garçon Tisné, 12 ans, à Parentis-de-Born (Landes). — Cataractes congéniales très-molles (cataracte laiteuse des auteurs). L'opération réussit fort-bien. La substance cristallinienne, tout-à-fait liquide, s'épanche dans les chambres antérieures ; les pupilles deviennent noires. Le lendemain, l'enfant part pour les landes (M. Ferrier et M. Sous, élèves des hôpitaux, assistant).

On remarquera par ce résumé sommaire de mes opérations que je n'ai point exagéré les succès, ni caché les insuccès. La probité médicale doit être un devoir sacré pour tout praticien jaloux de son art et de sa dignité personnelle.

De ces quatorze opérations voici ce qu'il faut déduire :

Il y a eu *deux malades* (n°s 3 et 7) qui sont restés aveugles après l'opération par suite d'amaurose ou goutte sereine, je ne les avais opérés que sur leurs instances réitérées, et ces deux insuccès avaient été prévus

Quatre autres sont restés avec une vue très-faible, par suite soit d'une inflammation, soit de lésion traumatique dont les yeux avaient été atteints avant l'opération (n°s 8, 6, 9 et 10).

Huit ont recouvré la vue à ce point d'être capables de vaquer à leurs travaux (n°s 1, 2, 4, 5, 11, 12, 13, 14).

Selon les indications, j'ai employé l'abaissement et le broiement, et j'aurai, en outre, recours à l'extraction (kératotomie supérieure) dès que M. Ferrier, mon aide, sera plus exercé au manuel des opérations oculistiques.

Toutes les opérations faites jusqu'ici s'élèvent donc au total suivant :

Ptérygion	2.
Carcinome	1.
Corps étrangers	9.
Pupille artificielle	2.
Cataracte	14.

28.

Si, maintenant, on admet que les 172 malades qui sont venus me consulter aient exigé chacun quatre visites ou consultations, ce qui est fort au-dessous de la réalité pour le plus grand nombre des affections oculaires, on verra que, en dehors de mes consultations particulières, dont je ne tiens pas compte ici, 688 CONSULTATIONS ont été données pendant ce trimestre. Ces chiffres nous semblent pouvoir se passer de commentaires.

Je n'ai d'ailleurs rien négligé et ne négligerai rien pour que ce Dispensaire soit et reste au niveau de la science ophthalmologique. Dans ce but, en outre des journaux d'oculistique et des ouvrages nouveaux qui paraissent sur la matière, je me suis procuré, par l'officieuse entremise de mon savant maître, M. le professeur Sichel, l'instrument de Jœger, de Vienne, à l'aide duquel on peut explorer de la manière la plus complète les membranes internes de l'œil, et reconnaître avec un peu de pratique et d'attention, non-seulement les cataractes commençantes, mais encore les altérations profondes plus cachées. Ce miroir ophthalmoscope, qui peut être employé aux explorations de l'oreille et du larynx, a été présenté et expérimenté par moi devant plusieurs médecins distingués de Bordeaux, et ces Messieurs ont pu se convaincre du rôle important qu'il doit remplir entre les mains de praticiens intelligents et observateurs.

En terminant ce compte-rendu de mon Dispensaire oculaire, j'émets l'espoir d'avoir fondé une œuvre utile. Il ne dépendra pas de moi que cette institution ne prenne une extension en rapport avec les services qu'elle est appelée à rendre. Les spécialités, quoiqu'en puissent penser quelques esprits jaloux, tendent à envahir toutes les branches de l'esprit humain. De plus en plus, Paris voit ses célébrités médicales *se spécialiser*. En effet, les malades comprendront toujours, quoiqu'on puisse dire, que de longues années d'expérience pratique offrent pour des souffrances spéciales des secours plus réels et plus efficaces que la science confuse de certains encyclopédistes. Les Ricord, les Deleau, les Moreau, les Civiale, les Andral, et les Cazenave, seront toujours, même pour leurs critiques confrères, des hommes d'élite qu'ils s'empresseront eux-mêmes d'appeler, soit pour leurs propres souffrances soit, pour celles de leurs familles. Pour moi, je me glorifierai toujours de la qualification d'ophthalmologiste qu'ont illustrée Barth, Bœr, Wengzel, Demours, Guérin, que n'ont point dédaignée Scarpa Græfe, Walther, Sanson, et qui, de nos jours enfin, est honorée par des hommes comme Makensie, Sichel, Jüngken, Rosas, Jœger, Desmarres, Van Roosbroeck, Lawrence, etc,, dont les savants travaux ont su si bien réaliser cette belle parole de l'illustre Delpech : « LA SPÉCIALITÉ C'EST L'ART !! »

Bordeaux, 25 avril 1855.

F. DUBOIS

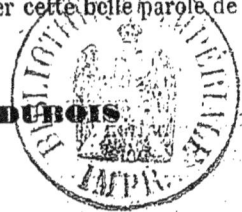

Bordeaux, Imprimerie des Ouvriers-Associés (Métreau titulaire).

DEUXIÈME COMPTE-RENDU

DE

MALADIES DES YEUX

Traitées ou opérées d'Avril à fin Juillet 1855

AU DISPENSAIRE OCULAIRE

FONDÉ A BORDEAUX, 60, RUE SAINTE-CATHERINE,

Par M. F. DUBOIS, Médecin Oculiste,

ANCIEN CHEF DE CLINIQUE OCULAIRE DE M. LE PROFESSEUR SICHEL, A PARIS;
MEMBRE CORRESPONDANT DE LA SOCIÉTÉ MÉDICALE DE POITIERS,
DE LA SOCIÉTÉ PRATIQUE D'ÉMULATION DE MONTPELLIER
ET DE LA SOCIÉTÉ MÉDICALE DE NEUFCHATEL (SUISSE),
COLLABORATEUR DES ANNALES D'OCULISTIQUE
DE BRUXELLES.

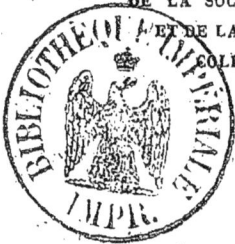

———◦———

> Il ne suffit pas que le narrateur ait la conscience de sa sincérité, il faut que nul ne puisse en douter. Les faits, pour avoir une certaine valeur, doivent être authentiques, c'est-à-dire, être appuyés par des témoignages suffisants.
>
> E. GINTRAC. *Cours théorique et pratique de pathologie interne* (t. 1, p, 9.)

Un voyage, que ma santé fatiguée par le travail m'a forcé de faire aux Eaux-Bonnes, pendant tout le mois d'août, m'a empêché de publier à l'époque indiquée le deuxième Compte-Rendu de mon Dispensaire oculaire. Maintenant que rentré chez moi j'ai repris, *les mardi, jeudi et samedi de chaque semaine*, mes consultations publiques et gratuites, je m'empresse de réparer ce retard involontaire.

Plus que jamais je me félicite d'avoir fondé à Bordeaux un *établissement spécial pour le traitement des maladies des yeux;* car, la confiance publique s'accroissant chaque jour, me prouve que j'ai fait une œuvre utile. Aussi, n'épargnerai-je ni soins ni peines, et sans tenir compte des observations qu'ont pu soulever, de la part de quelques confrères anti-spécialistes quand même, la création de mon dispensaire et mes publications trimestrielles, je continuerai avec dévouement et conviction la tâche que je me suis imposée. J'ai trouvé déjà un motif de satisfaction bien légitime dans les guérisons ou le soulagement qu'ont produit les 1,496 consultations données depuis six mois, dans les 33 opérations de cataracte pratiquées pendant ce même temps, par suite desquelles la vue a été rendue à 27 pauvres aveugles. Je suis en outre encouragé dans mon œuvre, non-seulement par l'empressement et l'assiduité de quelques Élèves studieux à suivre ma pratique ophthalmologique, mais encore par la sympathie que m'ont témoignée et le concours que m'ont offert plusieurs Médecins des plus justement recommandables de notre ville et des départements.

J'ai d'ailleurs, pour me guider, l'expérience acquise pendant mes fonctions de chef d'une Clinique oculaire à Paris, laquelle, à sa fondation, en 1829, *fut, comme mon dispensaire, jugée d'abord inutile et sans avenir*, mais qui n'en est pas moins devenue le modèle de toutes celles existant aujourd'hui dans la capitale.

Il suffit de laisser parler les chiffres pour bien faire comprendre l'importance réelle de quelques-unes de ces cliniques. Dans celle du docteur Sichel, le nombre des malades, en dix-sept ans, s'est élevé à plus de 57,000 ; si à chaque malade on accorde en moyenne 4 visites, on obtient au total, pour ces dix-sept ans, le chiffre énorme, mais encore au-dessous de la réalité, de 228,000 consultations gratuites. D'après les relevés que j'ai faits moi-même sur les registres matricules, soigneusement conservés par mon savant maître. le nombre des inscriptions nouvelles, de 1837 à 1853, oscille entre un minimum de 2,480 et un maximum de 4,666 malades par année.

La Clinique du docteur Desmarres, moins ancienne de quelques années, a atteint également les mêmes proportions. Quant à celles des docteurs Tavignot, Magne, Deval, on constate, sur une échelle moins grande, des résultats également très-satisfaisants.

Devant des chiffres pareils, il faut donc reconnaître qu'une *spécialité*, étudiée et consciencieusement pratiquée sur un grand nombre de malades, amène irrésistiblement à elle l'opinion publique, entraînée par des faits matériels aussi puissants, et que ne peuvent nier ni combattre quelques détracteurs plus ou moins intéressés.

Mon nouveau Compte-Rendu confirme ce que j'ai avancé plus haut, puisqu'il signale une augmentation très-sensible sur le trimestre passé. Dans cette seconde statistique, je donnerai plus d'importance aux observations, qu'aux chiffres eux-mêmes. Je signalerai brièvement, que du 1er avril au 31 juillet, 197 *malades*, 102 hommes et 94 femmes (enfants compris), ont été inscrits sur le registre de mon dispensaire. C'est donc un mouvement de 800 consultations au moins, données pendant ces trois mois.

Les diverses affections oculaires de ces 197 malades, se classent ainsi qu'il suit :

Maladies des paupières	48	Maladies du cristallin	54
— des voies lacrymales	10	— du corps vitré	4
— de la conjonctive	49	— de la choroïde	14
— de la cornée	83	— de la rétine	55
— de la sclérotique	1	— du globe oculaire	22
— de la chambre antérieure	1	— des muscles de l'œil	6
— de l'iris	31	Vices fonctionnels de la vision	14

OBSERVATIONS.

Sous ce titre, je relaterai succinctement, en y joignant quelques considérations pratiques, les affections oculaires qui peuvent présenter quelque intérêt scientifique particulier.

Obs. I. — *Romain Larey* (n° 176 du registre clinique) présente à l'œil gauche une zone annulaire de staphylôme de la choroïde avec hydropisie, affections survenues à la suite de nombreuses èt profondes cautérisations faites, avec le nitrate d'argent (pierre infernale), par une main peu exercée. Le traitement malheureux qui, sans nul doute, a amené la perte de l'organe visuel chez ce pauvre malade, est trop souvent pour moi, dans mon Dispensaire, le sujet d'une sévère appréciation. Je ne cesse d'appeler sur ce point toute l'attention des Élèves ; car, pendant ce trimestre seulement, 28 *malades* se sont présentés à ma consultation gratuite ayant les yeux détruits ou presque entièrement désorganisés par l'usage irrationnel de ce terrible agent. Il suffira de citer ici l'opinion du docteur Desmarres, récemment émise par cet habile praticien dans la nouvelle édition de son *Traité des maladies des yeux* (Paris, 1855, vol. ii, p. 12), pour faire comprendre les dangers qui peuvent résulter de l'emploi d'une thérapeutique aussi difficile à manier :

« La cautérisation avec le nitrate d'argent, dit-il, est une arme à deux » tranchants qui est entre les mains de tous les Médecins, et qui certaine- » ment est des plus dangereuses. L'expérience que j'ai acquise ne me laissant » aucun doute à cet égard, je ne crains pas d'affirmer qu'il serait heureux » que ce moyen manquat dans la pratique des maladies des yeux, parce » qu'on en a fait, et qu'à chaque instant on en fait encore le plus grand abus. » Que la cornée soit atteinte d'un abcès ou d'une ulcération, que la maladie » soit aiguë ou chronique, que l'iris soit hernié depuis quelques heures ou » depuis quelques jours, on cautérise avec le crayon de nitrate d'argent, et » cela sans mesure, en oubliant qu'il y a tout autre chose à faire, et que » l'application du caustique est pleine de dangers. »

On verra, d'ailleurs, aux opérations diverses, quelques résultats de cette déplorable méthode, et la nécessité où j'ai été d'opérer *cinq malades* atteints d'énormes staphylomes iridiens survenus à la suite de cautérisations profondes faites avec la pierre infernale. A cette triste nomenclature, on peut encore ajouter les hideux effets que produit l'abus prolongé de collyre nitraté teignant d'une couleur ardoisée *à jamais indélébile* les sclérotiques et les conjonctives oculaires, difformités dont les malades nos 267 et 342 offraient des exemples.

Obs. II. — Paillettes brillantes apparentes dans l'œil humain (spinthéropie, de Sichel ; spintheromma, de Blasius ; synchysis étincelant ou cholesteritis, de Desmarres).

La maladie dont je donne ici l'observation est une des plus curieuses que puisse présenter la pathologie oculaire, et quoique déjà connue d'un grand nombre de praticiens, je crois utile d'y insister ici, ne fut-ce que pour sa rareté et pour l'intérêt qu'elle offre à ceux qui n'ont jamais été à même de l'observer.

M. Bigrel (no 246), jardinier-fleuriste, âgé de 60 ans, rue Mondenard, no 121, est atteint d'un iritis chronique de l'œil gauche, avec déformation de la pupille, synéchie postérieure et ramollissement du corps vitré. En examinant attentivement la pupille, malheureusement fort étroite et adhérente, j'aperçois au-devant du cristallin, déjà opacifié, de petites paillettes brillantes, comparables à des fragments d'or en feuille, qui montent et descendent à chaque mouvement du globe oculaire. Ces fragments sont placés dans la pupille, c'est-à-dire, s'arrêtent à sa partie inférieure, et dans leur mouvement ascensionnel ne se lèvent que jusqu'à son bord supérieur. Un instant j'attribuai ce phénomène à un effet de miroitage, mais un nouvel examen fait d'abord à l'œil nu, puis à l'aide du miroir de Jaeger, confirma l'existence de ces petits corpuscules brillants. Je fis visiter l'œil du malade par M. le docteur Phillipe, mon ami, médecin en chef de l'hôpital militaire de Gigelly, en Algérie, et par les élèves présents en ce moment dans mon dispensaire (MM. Sous, Ferrier, Dézarnaud, Delmas, internes de l'Hôpital Saint-André de Bordeaux) ; j'envoyai aussi prévenir M. le docteur Dupuy, ancien chef interne du même hôpital, qui, ainsi que ces Messieurs, constata ce curieux phénomène entièrement nouveau pour eux.

Selon moi, ces paillettes brillantes ou plutôt ces cristaux de cholestérine, proviennent d'une exsudation survenue à la suite de l'iritis violent dont le malade fut atteint il y a trois ans au moins.

Obs. III. — La nature se complaît souvent aux anomalies les plus singulières, et de même que toutes les autres parties de notre corps, les yeux participent fréquemment à ces étranges phénomènes. En effet, on a vu quelquefois les yeux manquer ou être en nombre plus que normal. Guérin, dont le nom est si vénéré à Bordeaux, a vu une petite fille avec trois yeux. Polyopie. (*Traité des maladies des yeux*, p. 176). Plaucus, l'ancien, a trouvé une tête humaine avec quatre yeux ; Geoffroy de Saint-Hilaire cite un très-grand nombre de cas de cyclopie ; Haller a vu deux yeux dans le même orbite, etc. — Les paupières aussi peuvent manquer ou être anormalement constituées, et présenter même un nombre extra-naturel. Voici l'exemple d'un fait remarquable de cette dernière espèce, que je crois d'un grand intérêt pour la science : il s'agit d'une enfant de deux ans, fille de Mme Baud, demeurant rue Porte-Basse, 7, inscrite sur mon registre sous le n.º 393, qui portait à l'œil droit *une quatrième paupière* assez mobile, pouvant recouvrir, dans certains mouvements de l'œil, un tiers de la surface de cet organe.

En outre des deux voiles palpébraux destinés à protéger et à couvrir l'œil, la race humaine possède une troisième paupière, qui n'est à vrai dire que l'état rudimentaire de celle qu'on observe chez les animaux vertébrés (les ruminants, les édentés, les pachydermes), où elle est semi-lunaire, et que l'on trouve tout-à-fait complète chez les oiseaux, puisqu'elle recouvre parfaitement les organes visuels ; on l'appelle la membrane clignotante ou nictitante. Comme chez les animaux, cette troisième paupière occupe chez l'homme l'angle interne de l'œil, et n'est bien visible que lorsque le globe oculaire se tourne fortement de dedans en dehors ; c'est un repli falciforme à base triangulaire, siégeant en avant de l'encanthis. On y remarque un bord libre et un petit cartilage palpébral, des glandes sébacées entre lesquelles se trouvent souvent de petits poils blonds très-déliés, assez fréquemment invisibles aux yeux peu expérimentés.

Chez l'enfant Baud, on voit dans l'angle externe une duplicature de la conjonctive oculaire, d'une blancheur remarquable, formant un triangle assez étendu, ne possédant toutefois ni lame cutanée externe ni fibres musculaires apparents, s'étendant d'un demi-centimètre en avant sur la conjonctive oculaire, et d'un centimètre et demi lorsque l'œil est tourné dans l'angle interne. Cette quatrième paupière jouit d'une certaine mobilité ; elle n'est point adhérente à la conjonctive bulbaire, ni à la face interne des paupières, et ne gêne en rien la vision, quoiqu'elle vienne, dans ses mouvements d'extension, presque au bord de la grande circonférence de la cornée. Cette abnormité palpébrale renferme donc en réalité tous les éléments d'une quatrième paupière, et elle est, par le fait, beaucoup plus complète que la paupière rudimentaire dont nous venons de parler plus haut. Je conserve un dessin parfaitement exécuté de cette curieuse anomalie,

M. le docteur Chaumet, professeur et chirurgien à l'Hôpital Saint-André de Bordeaux, auquel j'ai fait voir la petite malade, n'admet pas que ce repli conjonctival doive être pris pour une paupière supplémentaire, n'y trouvant pas, dit-il, tous les éléments constitutifs de ce voile palpébral ; il rejette même, comme des analogies forcées, les travaux de Cuvier (p. 429, vol. II), de Meckel (3e vol., p. 214), de Sprengel, de Casimir Broussais (p. 739, 740 et 742), sur la troisième paupière, si bien observée par ces savants anatomistes chez les mammifères et les oiseaux. Il est vrai que la quatrième paupière de l'enfant Baud n'a pas une organisation aussi complète qu'une paupière normale ; mais, n'en est-il pas ainsi dans toutes les anomalies congéniales que l'on rencontre sur les diverses parties du corps humain ? Et n'est-ce pas là même un des caractères distinctifs de ces abnormités, auxquelles la nature ne semble vouloir accorder qu'une conformation ou vicieuse ou incomplète ?

Aussi, malgré l'opinion contraire de l'habile chirurgien de Bordeaux, je me crois autorisé à maintenir à cette curieuse anomalie le nom de quatrième paupière, que lui donnent les auteurs, et en particulier feu le célèbre professeur Von Ammon, dans son ouvrage publié à Berlin, en 1841 (pl. 2, fig. 6 et 8), à propos d'un cas identiquement pareil au mien, et le seul que possédât jusqu'ici la science ophthalmologique.

Obs. IV. — *Adèle Tessier*, âgée de quatre mois, 52, rue Chantécrit (n° 310), est affectée d'un kiste très-volumineux de la glande lacrymale, survenu depuis deux mois, produisant un ptosis incomplet de la paupière supérieure de l'œil droit. Cette petite malade a été présentée par moi, dans mon Dispensaire, à M. le docteur Gueneau de Mussy, professeur agrégé de la faculté de Paris. Comme moi, cet habile praticien a jugé l'opération praticable; je ne m'y résoudrai cependant qu'après une ponction exploratrice. Le 25 septembre, je revois la jeune malade : la tumeur a pris un développement très-grand. L'opération est devenue indispensablement nécessaire. J'en rendrai compte dans ma première revue.

Obs. V. — Tumeur carcinômateuse de la partie médiane du sourcil gauche (n° 355), chez un homme de quarante-deux ans, employé à Barbaste (Lot-et-Garonne). M. le professeur Chaumet, que j'avais prié d'examiner le malade, confirme mon diagnostic et, comme moi, conclut à l'expectative, seul moyen, non de guérison, bien entendu, mais d'éviter la marche si souvent rapide et funeste que prennent ces tumeurs après une opération.

OPÉRATIONS DE CATARACTE.

Les opérations de cataracte se sont élevées à dix-neuf pendant ce nouveau trimestre; c'est un cinquième de plus que pendant le trimestre précédent. Sur ces dix-neuf yeux opérés, *dix y voient bien*, *quatre assèz bien* (suffisamment pour se conduire), *et un est resté aveugle*, par suite d'amaurose asthénique; deux yeux sont sans résultat connu, le malade, habitant Castelmoron, n'ayant point donné encore de ses nouvelles.

Parmi ces opérations, deux méritent surtout d'être citées, soit à cause du résultat, soit par leur nature même. La première (n° 3) a été pratiquée des *deux yeux*, sur Mme P..., âgée de QUATRE-VINGT-QUATRE ans, demeurant rûe de Lerme, 12, à Bordeaux, et qui m'avait été recommandée par mon ami Mr L. Ménard. Cette opération, malgré le grand âge de la malade, a parfaitement réussi, sans même causer le moindre symptôme inflammatoire, et cette bonne vieille dame pourra désormais, comme elle le dit elle-même, finir ses jours en revoyant encore le soleil et les fleurs.

La deuxième opération est celle pratiquée à la fille LANSAQUE, de Gauriac, près Bayon, atteinte de cataracte congéniale, dont j'avais opéré avec succès l'œil droit dans le trimestre de janvier. Comme la première opération, celle-ci a parfaitement réussi, quoiqu'il y ait eu un peu d'inflammation. Aujourd'hui, vingt-deux jours après l'opération, la malade retourne chez elle, y voyant parfaitement des deux yeux.

Cette femme, AVEUGLE DE NAISSANCE, *qui, à l'âge de trente-quatre ans, recouvre la vue des deux yeux*, n'offre pas, il est vrai, le seul cas de ce genre que la science possède; Carron du Villards, entre autres (*Guide pratique des maladies des yeux*, vol. II, p. 333), rapporte l'opération faite par un oculiste sur un homme de trente ans, atteint de cataracte congéniale. D'après ce fait, il y aurait eu cécité pendant quatre ans de plus chez notre pauvre malade. Toujours est-il que le succès que j'ai obtenu en cette circonstance a dépassé mes espérances.

Je suis heureux, à cette occasion de rendre hommage ici à l'humanité de M. le comte de Chasteigner père, qui non-seulement a gardé chez lui, à Bordeaux, cette pauvre fille, mais lui a prodigué avec une charité toute chrétienne, et pendant ces deux opérations, tous les soins que réclamait son état, soins qui ont puissamment contribué à sa guérison.

Si maintenant nous revenons à la statistique de nos opérations, nous signalerons que, parmi elles, quatre ont été faites sur les deux yeux, onze sur un seul œil, sept sur l'œil gauche, quatre sur l'œil droit.

Quant à leur nature et à leurs espèces, les cataractes opérées se classent comme il suit :

Huit molles ou demi-molles ; huit dures ou demi-dures ; deux capsulaires secondaires ; une traumatique (coup de bâton sur l'œil). Parmi les molles, il y en a trois de congéniales (de naissance) ; parmi les dures, une est de la variété noire (n° 2), cataracte assez rare et qui mérite d'être citée particulièrement.

Voici les détails de ces diverses opérations, extraits de mon cahier d'observations :

N° 1. — Mme CASTEX, soixante-cinq ans, de Pessac, opérée des deux yeux. Cataractes demi-dures ; inflammation assez vive de l'œil gauche, où il se forme des adhérences. L'œil droit est bon, la vision parfaite (M. le docteur de Grateloup, MM. Ferrier, Sous, Delmas, présents).

N° 2. M. BIBONNE, cinquante-deux ans, rue Lana, à Bacalan (opéré déjà par moi de l'œil droit avec succès). Cataracte lenticulaire dure, noire. Résultat très-beau. Le malade y voit très-bien des deux yeux et a repris son service aux vivres de la marine, à Bacalan (MM. Férier, Sous, Dézarnaud, présents).

N° 3. Mme P..., quatre-vingt-quatre ans, rue de Lerme, 12. Deux cataractes lenticulaires demi-dures. Abaissement et broiement. Pas d'inflammation. Succès complet, malgré son grand âge. Elle lit avec le n° 2 1/2 à cataracte (MM. Ferrier, Delmas, Sous, présents).

N° 4. M. SOULIER, trente ans, rue du Portail, 10 (opéré par moi avec succès de l'œil droit il y a trois mois). Cataracte demi-molle de l'œil gauche. Broiement. Vision bonne. Succès complet (M. le docteur Faure-Laubarède, MM. Ferrier, Sous, Dézarnaud, Delmas, présents).

N° 5. M. LANNET, soixante-deux ans, à Castelmoron (Lot-et-Garonne). Deux cataractes lenticulaires dures. Abaissement. Malgré moi, le malade part quatre jours après l'opération. Résultat encore inconnu (MM. Ferrier, Sous, Delmas, présents).

N° 6. Demoiselle Renon, quatre ans, à Bouliac, aux Collines, son père est métayer chez M. Dupuch. Deux cataractes congéniales (de naissance). Broiement. Succès des plus beaux. Le nystagmus (oscillation) qui accompagne toujours les cataractes de naissance a disparu avec le retour de la vision (M. D'Armagnac, MM. Ferrier, Sous, Delmas, présents).

N° 7. Mme DROUILLARD, quarante-cinq ans, aubergiste à Bouliac, aux Collines. Cataracte demi-dure de l'œil droit. Abaissement ; un peu d'inflammation, mais la pupille reste nette dans son tiers supérieur interne. La malade y voit bien (MM. Delmas, Ferrier, Sous et M. D'Armagnac, présents).

N° 8. M. BERTET, trente-huit ans, rue de Gourgues, 31. Cataracte capsulaire fausse, membraneuse, adhérente de l'œil gauche. Extraction à l'aide de la Serretèle introduite dans la sclérotique, ponctionnée d'abord avec le couteau lancéolaire de Jaeger. Succès complet (MM. Sous, Ferrier, Delmas, Dézarnaud, présents).

N° 9. Dlle LANSAQUE, trente-quatre ans. (Voir l'observation n° 2, ci-dessus rapportée.)

N° 10. M. Z..., vingt-sept ans, élève de M. Moure, médecin et pharmacien, fossés d'Intendance, 28. Cataracte molle de l'œil gauche. Broiement. Vers le dixième jour, par suite d'une imprudence du malade, il survient une inflammation très-vive. Cependant, la pupille reste nette ; mais la vue, d'abord un peu faible, devient de plus en plus meilleure ; avec des lunettes, le malade y voit beaucoup mieux (MM. Moure, Ferrier, Delmas, Sous, Dézarnaud, présents.

Nº 11. Mme B..., quatre-vingt-un ans, rue de la Trésorerie, 92. Cataracte lenticulaire dure de l'œil gauche. L'opération est heureuse ; mais la malade étant frappée d'amaurose, la vision ne revient pas ; résultat que j'avais prévu à l'avance (MM. Delmas, Ferrier, Sous, Dézarnaud, présents).

Nº 12. M. N..., cinquante-huit ans, allées des Noyers, 63. Cataracte capsulaire fausse membraneuse des deux yeux, consécutive à une opération pratiquée il y a dix-huit mois, me dit-on, et qui a occasionné de violentes douleurs, à la suite desquelles l'œil gauche est resté frappé d'amaurose. L'œil droit, sur lequel j'essaie de détruire les fausses membranes, gagne quelque chose. La diplopie, fatigante pour le malade, disparaît heureusement, à la suite de cette opération secondaire (M. Dézarnaud, présent).

Nº 13. M. Suberbielle, vingt-six ans, rue du Cayre, 37. Cataracte capsulaire fausse membraneuse de l'œil gauche, suite d'un coup de bâton reçu sur l'œil. Succès d'opération, mais la vision est très-faible, ce qui d'ailleurs a lieu le plus souvent à la suite de coups, lésions ou contusions, reçus sur les yeux ; le malade voit les objets microscopiques (MM. Dézarnaud, Ferrier, Sous, Delmas, présents).

Nº 14. Mme Nanglard, soixante ans, rue Esprit-des-Lois, 22, tante du coiffeur Vasseur. Cataracte lenticulaire dure de l'œil gauche. Abaissement en masse ; peu d'inflammation ; vision bonne ; lit avec 2 1/2 cataracte (M. le docteur Guillemard, MM. Sous, Ferrier, Dézarnaud, présents)

Nº 15. M. Lamberti, trente-cinq ans, brigadier douanier à Maubert (Charente). Cataracte lenticulaire demi-molle de l'œil droit. Broiement. Des portions de cristallin tombent dans la chambre antérieure. Vision déjà très-bonne, mais devant être complète lorsque ces fragments cristalliniens seront tous resorbés (MM. Sous, Ferrier, Dézarnaud, présents).

OPÉRATIONS DIVERSES.

En outre des opérations de cataracte, douze opérations diverses ont été pratiquées pendant ce trimestre dans mon Dispensaire oculaire ; quatre ont été faites pour les désordres causés par l'usage irrationnel de la pierre infernale.

1º M. B... (nº 219), rue Saint-Remy, 69, opéré avec succès de deux kystes énormes de la paupière inférieure (M. le docteur J. Martin et mes Élèves présents).

2º M. Dupuis (nº 81), 6, rue Leyteire, opéré des deux yeux de dégénérescence sarcomateuse de la conjonctive oculaire. L'œil gauche est fort bien, l'œil droit laisse à désirer (les Élèves présents).

3º G^on Lanne (nº 286, rue Guéraud, 3. Fistule lacrymale de l'œil gauche opérée (M. le docteur Lombrière présent.) Malgré un traitement rationel, ne pouvant réussir à fermer le trajet fistuleux, je me décide à pratiquer, sous peu de jours, l'oblitération du sac lacrymal, par la méthode de Nannoni, remise en pratique par Desmarres. Je rendrai compte, dans ma prochaine revue, des résultats de cette opération, que je ne pratique d'ailleurs que dans les cas de fistules opiniâtres ou de carie des os propres du nez.

4º Mme Lagarde (nº 104), rue des Ayres, 67. Tumeur lacrymale de l'œil droit opérée. Succès (les Élèves présents).

5º Mme B... (nº 324), de Castelnau (Médoc). Tumeur hydatide assez volumineuse dans l'angle interne de l'œil droit. Ponction et cautérisation. Il y a en général peu ou point de récidive à ces sortes d'affections. Succès (M. Ferrier, présent).

6º M. ROMAIN (nº 176), rue Croix-de-Seguey, 4. Staphylômes disséminés de la choroïde avec hydropisie. Ponction, affaissement du globe. Ces désordres proviennent de l'usage abusif du nitrate d'argent. (Les Élèves présents.)

7º M. SAUBOLE (nº 209), à Poutoux (Landes). Large staphylôme iridien, suite de cautérisation avec le même caustique, Opéré par ablation ; beau succès, la vision est conservée. (Les élèves présents).

8º M. DÉJEAN (nº 229), pilote à Pauillac. Énorme staphylôme de l'iris gauche, suite de la perforation de la cornée par la pierre infernale. Ablation, mais la pupille disparaît dans la réunion cornéenne. Vision nulle (Les Élèves présents).

9º M. PEINTHENNER (nº 331), rue Bergeon, nº 9. Staphylôme iridien très-étendu, causé encore par l'emploi du nitrate d'argent. L'excision est pratiquée, et malgré une grande déperdition de substance, la réunion se fait bien et la pupille est conservée (M. le docteur Lombrière et les Élèves, présents).

10º M. EXPERT (nº 174), rue de la Souille, à La Bastide. Staphylôme iridien survenu à la suite d'une lésion de la cornée par une esquille de bois. Extraction et cautérisation. (Tous les Élèves présents.)

11º et 12º Deux parcelles de fer et d'acier profondément implantées dans les cornées. Extractions (nos 187 et 263).

Le total des opérations et des consultations faites ou données pendant ce trimestre se résume donc ainsi :

Opérations de cataractes doubles..................	8
— — de l'œil gauche.........	7
— — de l'œil droit............	4
Opérations diverses............................	12
TOTAL.......................	31

Consultations à 197 malades, 800 au moins.

Un mouvement déjà si actif dans mon Dispensaire, alors qu'il compte à peine sept mois d'existence, est la preuve la plus péremptoire de l'utilité de l'œuvre que j'ai entreprise ; il me serait peut-être permis d'être fier en présence d'un pareil résultat, car à ma satisfaction bien vive d'avoir réussi, s'en ajoute une plus grande encore, c'est celle d'avoir en même temps pu faire quelque bien.

Dans ce deuxième Compte-Rendu, je me suis attaché, comme dans le premier, à présenter consciencieusement et fidèlement les résultats plus ou moins heureux des opérations que j'ai pu pratiquer, et les observations que j'ai pu recueillir.

En indiquant, en outre, le nom, la profession et la demeure des malades que j'ai eu à opérer, ainsi que les médecins ou Élèves en médecine qui ont bien voulu m'assister J'ai surtout eu pour but de donner à ma pratique une valeur morale et scientifique, nécessaires à l'exercice d'une spécialité si honorablement placée dans toutes les Facultés de l'Allemagne, de l'Angleterre et de l'Italie ; mais, hélas ! peu favorablement traitée, dans notre beau pays de France, par *quelques encyclopédistes* trop érudits !

Je me suis, d'ailleurs appuyé, dans ce travail, sur l'épigraphe placée en tête de ce Mémoire, épigraphe qui résume, selon moi, la conduite que doit tenir tout praticien honnête et consciencieux !

Bordeaux, 25 septembre 1855.

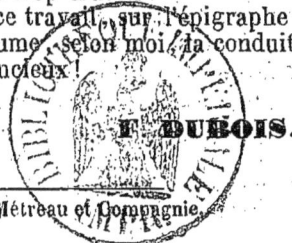

F. DUBOIS.

Bordeaux, Imprimerie Métreau et Compagnie.